MESURES A PRENDRE

POUR EMPÊCHER LA PROPAGATION

DES

MALADIES CONTAGIEUSES

PAR LES

WAGONS DE CHEMINS DE FER

PAR

Le Dr E. MAURIAC

INSPECTEUR GÉNÉRAL DE LA SALUBRITÉ DE LA VILLE I
MEMBRE DU CONSEIL CENTRAL D'HYGIÈNE PUBLIQUE DU DÉPART
PRÉSIDENT DE LA SOCIÉTÉ DE MÉDECINE ET DE CH
CHEVALIER DE LA LÉGION D'HONNEUR, OFFICIER DE L'INSTRU

BORDEAUX

G. GOUNOUILHOU, IMPRIMEUR DE LA FACULTÉ DE MÉDECINE

11 — Rue Guiraude — 11

1896

MESURES A PRENDRE

POUR EMPÊCHER LA PROPAGATION

DES

MALADIES CONTAGIEUSES

PAR LES

WAGONS DE CHEMINS DE FER

MESURES A PRENDRE

POUR EMPÊCHER LA PROPAGATION

DES

MALADIES CONTAGIEUSES

PAR LES

WAGONS DE CHEMINS DE FER

PAR

Le Dr E. MAURIAC

INSPECTEUR GÉNÉRAL DE LA SALUBRITÉ DE LA VILLE DE BORDEAUX
MEMBRE DU CONSEIL CENTRAL D'HYGIÈNE PUBLIQUE DU DÉPARTEMENT DE LA GIRONDE
PRÉSIDENT DE LA SOCIÉTÉ DE MÉDECINE ET DE CHIRURGIE
CHEVALIER DE LA LÉGION D'HONNEUR, OFFICIER DE L'INSTRUCTION PUBLIQUE

BORDEAUX

G. GOUNOUILHOU, IMPRIMEUR DE LA FACULTÉ DE MÉDECINE

11 — Rue Guiraude — 11

1896

MESURES A PRENDRE

POUR EMPÊCHER LA PROPAGATION

DES

MALADIES CONTAGIEUSES

PAR LES

WAGONS DE CHEMINS DE FER [1]

———

Il y a quelques mois, le Ministre des Travaux publics a demandé aux directeurs des Compagnies de chemins de fer de France de lui faire connaître leur avis « sur les mesures à prendre en vue d'isoler des autres voyageurs, dans les trains de chemins de fer, les malades atteints d'affections contagieuses. »

J'ignore la réponse qui a été faite à cette question par les Compagnies, mais je l'ai trouvée assez intéressante pour la poser moi-même à la section d'hygiène du dernier Congrès de l'avancement des Sciences, à Tunis, qui m'avait fait l'honneur de m'appeler à sa présidence, en me laissant le choix du sujet à mettre à l'ordre du jour de la section.

Ayant choisi la question, je m'étais cru obligé de la traiter et j'avais rédigé une note avec l'intention de la communiquer à ce Congrès.

Des circonstances indépendantes de ma volonté m'ayant empêché de faire le voyage de Tunisie, j'en-

(1) Travail communiqué à la Société de Médecine et de Chirurgie de Bordeaux dans la séance du 8 mai 1896.

voyai mon petit travail par la poste. Malheureusement, il arriva trop tard et ne put être soumis au Congrès.

Cette note, que j'ai remaniée depuis, est encore très incomplète et très insuffisante, mais je n'ai eu pour but, en l'écrivant, que de poser quelques jalons qui serviront peut-être de base à une utile discussion.

La question de l'isolement des voyageurs contagieux dans les wagons de chemins de fer est absolument nouvelle, en France du moins, et n'a encore donné lieu, à ma connaissance, à aucun travail spécial.

On ne s'est occupé jusqu'à présent que de la question de la désinfection des wagons et encore n'existe-t-il sur ce second sujet que quelques rares travaux, parmi lesquels il convient de citer ceux des Drs Pétri (de Berlin) et Prausnitz (de Munich).

Pétri (de Berlin) a fait des recherches très intéressantes sur la transmission de la tuberculose dans les wagons de voyageurs; il y a trouvé assez souvent le bacille de Koch.

Prausnitz (de Munich) a fait les mêmes constatations, mais il ne semble pas croire beaucoup au danger de la contagion.

Le médecin de Berlin conseille la désinfection à l'aide de liquides antiseptiques de tous les wagons de voyageurs après chaque voyage, mais il la déclare très difficile à exécuter d'une manière complète, surtout pour les wagons de luxe.

Quant à Prausnitz, il estime que des nettoyages bien faits, à l'eau et à la brosse, sont suffisants. Pour lui, le danger de la contagion de la tuberculose par les wagons est à peu près nul, ses expériences lui ayant démontré que les bacilles de Koch se détruisaient très rapidement.

La plupart des hygiénistes et des bactériologues ne partagent malheureusement pas cette manière de voir optimiste du médecin bavarois.

Les belles recherches de Cornet et de Martin Kirch-
ner ont montré la présence de bacilles tuberculeux
dans les poussières des chambres où ont séjourné des
malades phtisiques. On peut affirmer qu'il en existe
aussi dans les poussières des wagons qui ont trans-
porté au loin ces mêmes malades. Sans doute, un très
petit nombre de cobayes inoculés avec ces poussières
sont devenus tuberculeux; mais le danger, pour être
relativement rare, n'en est pas moins certain.

Lalesque (d'Arcachon) et Rivière (de Bordeaux) ont
démontré dans un excellent travail communiqué à
l'Académie de Médecine, en 1895, qu'avec une désinfection bien faite on pouvait faire disparaître le danger
très réel de la contagion de la tuberculose par les
chambres de malades. Il faudrait tâcher d'obtenir les
mêmes résultats pour les wagons de chemins de fer.

Les divers auteurs que nous venons de citer n'ont
eu en vue dans leurs expériences que le bacille de
Koch; mais il n'est pas douteux que les poussières des
wagons contiennent d'autres agents pathogènes.

Pétri, Kolb et Friedrich ont trouvé plus souvent que
le bacille tuberculeux, le staphylocoque pyogène, le
bacille de l'œdème malin, celui du tétanos.

Et que dire des germes pathogènes des fièvres éruptives dont l'extrême contagiosité est si bien démon-
trée?

Nous avons vu des convalescents de variole cou-
verts de croûtes monter dans des wagons de voyageurs
de 3ᵉ classe.

Peut-on nier, dans ce cas, le danger de la contagion
pour les voyageurs qui se trouvent dans le même
compartiment?

Ce danger de la contagion des fièvres éruptives,
voire même de la diphtérie, dans les wagons de chemins de fer est beaucoup plus fréquent qu'on ne le
croit et, pour ma part, j'y attache plus d'importance
qu'au danger de la contagion de la tuberculose.

La prophylaxie des maladies contagieuses dans les wagons de voyageurs comporte deux mesures essentielles : 1° l'isolement des malades ; 2° la désinfection des wagons. On ne peut obtenir une prophylaxie complète qu'en appliquant ces deux mesures à la fois. En n'en appliquant qu'une, à l'exclusion de l'autre, on ne peut avoir qu'une prophylaxie relative.

Le Dr Louis Csatary, dans une communication faite au dernier Congrès international d'Hygiène de Buda-Pesth (août 1894), a préconisé l'adjonction à chaque train de voyageurs d'un wagon spécial, non seulement pour les contagieux, mais aussi pour les malades ordinaires et les blessés. Malheureusement, cet auteur ne nous dit pas comment ces wagons devraient être aménagés, ni par quels moyens on pourrait contraindre les contagieux à en faire usage.

Nous avons vainement cherché la solution de cette question pratique dans les Rapports de la Conférence internationale sur le Service sanitaire des chemins de fer et de la navigation qui a eu lieu à Amsterdam les 20 et 21 septembre 1895.

Et cependant, c'est là que gît toute la difficulté de ce problème prophylactique.

En essayant de serrer de plus près la question de l'isolement des contagieux dans des wagons spéciaux, nous allons voir que l'application de cette mesure est des plus difficiles à réaliser.

Qne faudrait-il, en effet, pour que cet isolement fût vraiment efficace ?

Il faudrait, selon nous, qu'un wagon spécial, divisé en plusieurs compartiments ayant chacun leur lit portatif, leur lavabo et leur water-closet distincts, fût attaché à chaque train de voyageurs.

Ces wagons spéciaux devraient, en outre, être meublés et aménagés de façon à pouvoir être facilement désinfectés dans toutes leurs parties. Il en faudrait un nombre assez considérable pour en attacher un à chaque train de voyageurs. Ce serait là une grosse dépense pour les Compagnies de chemins de fer.

Mais supposons ces wagons déjà construits et prêts à entrer en service. Supposons que chaque train de voyageurs en possède un.

Il faudra sans doute faire payer plus cher ces places de malades que les places ordinaires, d'où cette conséquence que le public les utilisera le moins possible. En admettant même que ces places ne soient pas plus chères que les places ordinaires, comment contraindra-t-on les malades contagieux à se placer dans ces wagons spéciaux?

Qui fera, au départ, le triage des contagieux? Qui les classera dans tel ou tel compartiment?

Faudrait-il donc un médecin au départ de chaque train pour examiner les voyageurs et arrêter au passage les malades suspects?

La chose pourrait à l'extrême rigueur se faire dans les grandes gares; mais dans les petites, cela n'est pas possible. Tous les médecins de France n'y suffiraient pas. Et cependant, un contagieux peut aussi bien monter en wagon dans une petite gare que dans une grande.

Que conclure de tout cela, sinon que l'isolement rigoureux et généralisé des malades contagieux dans des wagons spéciaux paraît être une mesure inapplicable.

D'un autre côté, sans un examen médical préalable, l'isolement des contagieux sera toujours fort incomplet et partant peu efficace.

En effet, on peut être certain que ces sortes de malades se désigneront rarement d'eux-mêmes aux employés des Compagnies; ils chercheront, au contraire, par tous les moyens possibles à dissimuler la nature de leur mal et à se faufiler parmi les voyageurs ordinaires.

De telle sorte qu'il n'entrerait dans les wagons spéciaux que les contagieux qui voudraient bien s'y placer, et ce serait le petit nombre.

Malgré l'existence de ces wagons de malades, le danger de la contagion subsisterait donc quand même.

Est-ce à dire qu'il faille renoncer à l'isolement des contagieux dans les wagons? Nous ne le pensons pas. Il faut, au contraire, le conseiller le plus possible; mais il faut aussi que, de leur côté, les Compagnies de chemins de fer se mettent en mesure de réaliser cet isolement toutes les fois qu'il sera demandé par les médecins ou par les familles des malades.

Quelques-uns de ces wagons spéciaux placés dans les principales gares de chaque réseau suffiraient pour en faire l'essai, et s'il était démontré qu'ils répondent à un besoin réel, les Compagnies n'hésiteraient sans doute pas à donner une plus grande extension à ce nouveau service.

Il ressort nettement des considérations qui précèdent que l'isolement des contagieux dans des wagons spéciaux est impossible à appliquer d'une manière générale; mais il n'en est pas de même de la désinfection des wagons qui est, ainsi que l'expérience l'a démontré, la seule mesure prophylactique réellement efficace sur laquelle il convient d'insister.

En effet, si la contagion immédiate par contact direct avec les malades dans les wagons ordinaires ne peut être évitée, il est possible de supprimer d'une façon absolue le danger beaucoup plus considérable qui résulte de la non-désinfection des wagons contaminés.

Ces wagons non désinfectés continuent pendant des semaines et des mois à propager le mal, tandis que le voyageur contagieux n'est dangereux que pour les personnes qui se trouvent dans le même compartiment que lui et dont le nombre est toujours assez restreint.

La désinfection régulière et complète de tous les wagons de voyageurs s'impose donc, selon nous, après chaque voyage.

On va nous objecter l'impossibilité matérielle de faire une pareille besogne par suite du temps trop long qu'elle exigerait et du nombreux personnel supplémentaire qui devrait y être affecté, sans compter le surcroît de dépenses occasionné par l'achat des appareils et des liquides désinfecteurs.

Mais si nous démontrons que l'opération peut se faire en peu de temps, sans beaucoup de frais et sans augmentation de personnel, nous espérons que notre cause sera bien près d'être gagnée.

Toute la difficulté réside dans le choix du procédé de désinfection à employer.

Cette question a une importance capitale au point de vue pratique.

Quelles sont donc les conditions que doit présenter un bon procédé de désinfection des wagons de voyageurs?

Ces conditions sont les suivantes :

1° Le procédé devra être d'une efficacité absolue et incontestée;

2° Il devra coûter le moins cher possible;

3° Il devra être d'une exécution facile et rapide;

4° Il ne devra détériorer en rien le matériel et ne laisser aucune odeur désagréable;

5° La désinfection devrait pouvoir être faite sans rien déplacer dans le wagon.

Aucun des procédés de désinfection généralement employés jusqu'à ce jour ne répond à ces desiderata.

La désinfection par les étuves à vapeur sous pression nécessiterait l'enlèvement après chaque voyage de tous les coussins, rideaux, tapis et étoffes, chose qui est pratiquement impossible, étant donné l'aménagement actuel des wagons et aussi à cause du temps que cela prendrait.

La désinfection des compartiments par des lavages de liquides antiseptiques ne pourrait porter que sur les boiseries et ne toucherait pas les parties recouvertes d'étoffes. Ce ne serait donc qu'une désinfection partielle et partant inefficace.

Mais il est un nouveau désinfectant dont le pouvoir bactéricide est considérable et dont l'emploi conviendrait, nous semble-t-il, admirablement à la désinfection des wagons, parce qu'il réunit toutes les conditions énumérées plus haut : nous voulons parler de l'aldéhyde formique ou méthylique, désignée aussi sous les noms de formaline ou de formol.

Les recherches de Miquel, au sujet de l'action des vapeurs de l'aldéhyde formique sur les poussières des appartements, ont permis de constater que ces vapeurs vont détruire les microbes dans la profondeur des tissus et des sédiments accumulés sur une grande épaisseur et, circonstance importante, elles n'altèrent ni les métaux, ni les tissus, et n'ont aucune action fâcheuse sur les objets mobiliers. De plus, elles disparaissent rapidement, sans laisser d'odeur, par une simple aération de quelques heures.

Pour la désinfection des wagons à l'aide de ces vapeurs, il serait très pratique d'employer l'ingénieux procédé de M. Trillat et de MM. Cambier et Brochet, qui est basé sur la combustion de l'alcool méthylique dans des lampes au contact de l'air et du platine incandescent.

Les lampes à formol de ce système représentent un réservoir d'alcool méthylique dans lequel plonge une large mèche. Les vapeurs d'alcool rencontrent une toile de platine préalablement rougie par allumage. On éteint la flamme et la chaleur reste suffisante pour entretenir, par l'oxydation de l'alcool, le platine au rouge sombre, d'où production immédiate d'aldéhyde formique.

Quant à la durée des opérations, les expériences de Berlioz et Trillat prouvent que l'air saturé de formol peut tuer les germes les plus résistants en moins d'une demi-heure.

On pourrait donc avec une lampe d'une puissance moyenne désinfecter un wagon en très peu de temps; en outre, la main-d'œuvre serait réduite au minimum, un seul homme pouvant apporter et mettre en jeu l'appareil sans que sa présence reste ensuite nécessaire.

Enfin, le prix de l'alcool méthylique est très abordable (80 centimes le litre en gros), et il n'en faudrait pas beaucoup pour désinfecter un wagon. Nous ne pouvons dire exactement la quantité qui serait nécessaire.

Il y aurait lieu de faire à cet égard des expériences pour fixer approximativement le prix de revient de la désinfection par wagon.

Tel est le procédé de désinfection que nous préconisons comme le meilleur, le plus simple, le plus efficace, le plus rapide et le plus économique.

Il ne nous reste plus maintenant qu'à émettre le vœu que les Compagnies en fassent l'essai dans le plus bref délai possible.

PUBLICATIONS DU MÊME AUTEUR

HYGIÈNE ET ASSISTANCE

L'assistance publique à domicile dans la ville de Bordeaux et la réorganisation du Service médical des Bureaux de bienfaisance. Brochure in-8°. Bordeaux, 1880.

La question du salicylage des vins et autres substances alimentaires. Bordeaux, 1881.

La rage, sa statistique et sa prophylaxie en France et à l'étranger. Brochure in-8°. Bordeaux, 1882.

La santé des enfants (Petit manuel d'Hygiène à l'usage des mères; Hygiène et éducation des enfants du premier âge). — Brochure in-18. Bordeaux, 1882, Feret et fils, éditeurs. Prix : 1 fr. 50.

Rapport général sur les travaux de la Commission des logements insalubres de la ville de Bordeaux pendant les années 1876 à 1881 inclusivement. — Brochure grand in-8° de 154 pages. Paris, 1882, J.-B. Baillière et fils, éditeurs, et, à Bordeaux, chez Feret et fils, éditeurs. Prix : 3 francs.

Contribution à l'étude de l'épidémie de variole qui a sévi à Bordeaux pendant les années 1880 et 1881 (Prophylaxie et statistique). — Brochure in-8°. Paris, 1882, Octave Doin, éditeur, et, à Bordeaux, chez Feret et fils.

Compte rendu du Congrès international d'Hygiène tenu à la Haye en 1884. — Brochure in-8°. Bordeaux, 1884.

La question des morues rouges (Étude d'hygiène alimentaire). — Brochure in-8°. Bordeaux, 1886, Feret et fils, éditeurs. Prix : 1 fr. 50.

Considérations sur la rage et le traitement de M. Pasteur. — Brochure in-8°. Bordeaux, 1887.

Une mission scientifique en Autriche-Hongrie, en Allemagne et en Belgique (Rapport au Ministre de l'Intérieur). — Paris, 1889.

L'organisation des secours publics en cas d'accidents en Allemagne et en Autriche-Hongrie. — Brochure in-8°. Bordeaux, 1890, Feret et fils, éditeurs. Prix : 1 fr. 50.

L'assainissement de Bordeaux. — Brochure in-8°. Bordeaux, 1890, Feret et fils, éditeurs. Prix : 2 francs.

Les ambulances urbaines de Bordeaux, leur organisation et leur fonctionnement. — Brochure in-8°. Bordeaux, 1891, Feret et fils, éditeurs.

Rapport sur les vidangeuses automatiques mises en expérimentation à Bordeaux. — Brochure in-8°. Bordeaux, 1891, imprimerie de Lanefranque.

La question des ambulances urbaines au Congrès national d'assistance de Lyon. — Brochure in-8°. Lyon, 1894, Mougin-Rusand, éditeur, 3, rue Stella.

MÉDECINE

Étude historique et critique sur les maladies épidémiques de l'antiquité (Thèse de doctorat). — Paris, 1872.

Contribution à l'étude du traitement du rhumatisme articulaire aigu par la propylamine et le chlorhydrate de tryméthylamine. — Bordeaux, 1874. (In *Mémoires et Bulletins de la Société de Médecine et de Chirurgie.*)

Note sur un cas d'empoisonnement par le cyanure de potassium. — Bordeaux, 1874. *(Ibid.)*

Étude médico-psychologique sur un cas d'extase mystique (En collaboration avec le Dr Verdalle). — Brochure in-8° de 74 pages. Paris, 1875, Germer-Baillière, éditeur.

Notes cliniques : 1° Sur un cas d'urémie à forme cérébrale ayant déterminé la mort en vingt-deux heures et consécutive à une néphrite albumineuse latente; 2° Sur un cas de paralysie des nerfs du plexus brachial, résultant de l'usage des béquilles. — Brochure in-8°. Bordeaux, 1876.

Note sur un cas d'empoisonnement par l'acide nitrique. — Bordeaux, 1876. (In *Mémoires et Bulletins.*)

Notes cliniques sur deux cas de trachéotomie par le thermocautère. Brochure in-8°. Bordeaux 1877, Feret et fils, éditeurs.

Note sur un cas de rhumatisme blennorragique traité sans succès par le salicylate de soude et guéri par le chlorhydrate de triméthylamine. — Bordeaux, 1878. (In *Mémoires et Bulletins.*)

La propylamine, la triméthylamine et leurs sels, étudiés au point de vue thérapeutique et pharmaceutique, par le professeur Alvarenga, (de Lisbonne). Traduit du portugais par le Dr E. MAURIAC. — Brochure in-8° de 134 pages, avec 32 tableaux. Paris, 1879, Octave Doin, éditeur, et, à Bordeaux, chez Feret et fils, éditeurs. Prix : 3 francs.

Note sur l'action physiologique et thérapeutique de la « carica papaya », par le Dr Moncorvo, membre de l'Académie impériale de Médecine de Rio-de-Janeiro. Traduit du portugais, par le Dr E. MAURIAC. Brochure in-8°. Bordeaux, 1880, G. Gounouilhou, éditeur.

Contribution à l'étude de la syphilis cérébrale. — Brochure in-8°. Bordeaux, 1880.

Du rhumatisme chronique noueux des enfants et de son traitement,
par le Dr Moncorvo, membre de l'Académie de Médecine de Rio-de-
Janeiro. Traduit du portugais par le Dr E. Mauriac, membre corres-
pondant de la même Académie. — Brochure in-8° de 148 pages. Paris,
1880, Octave Doin, éditeur, 8, place de l'Odéon, et, à Bordeaux, che
Feret et fils, éditeurs. Prix : 3 francs.

**Note sur la fréquence du rhumatisme et de ses différentes formes
dans les hôpitaux et hospices civils de Bordeaux.** (In *Mémoires et
Bulletins,* 1880.)

Coup d'œil sur la littérature médicale brésilienne. (*Journal de Médecine de Bordeaux,* 1880.)

Le traitement de la coqueluche par les pulvérisations phéniquées.
(In *Mémoires et Bulletins,* 1889.)

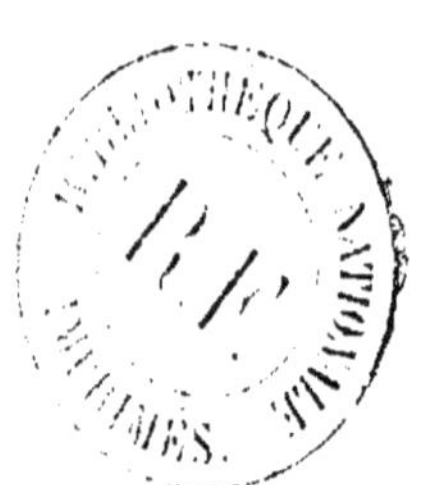

Bordeaux. — Imp. G. Gounouilhou, rue Guiraude, 11